FACULTÉ DE MÉDECINE DE PARIS

COURS DE THÉRAPEUTIQUE

ET MATIÈRE MÉDICALE

LEÇON D'OUVERTURE

PAR

Le Professeur L. LANDOUZY

Le 22 Décembre 1893

PARIS

GEORGES CARRÉ, ÉDITEUR

3, RUE RACINE, 3

1894

FACULTÉ DE MÉDECINE DE PARIS

COURS DE THÉRAPEUTIQUE

ET MATIÈRE MÉDICALE

LEÇON D'OUVERTURE

PAR

Le Professeur L. LANDOUZY

Le 22 Décembre 1893

PARIS

GEORGES CARRÉ, ÉDITEUR

3, RUE RACINE, 3

1894

COURS DE THÉRAPEUTIQUE

ET MATIÈRE MÉDICALE

LEÇON D'OUVERTURE

Par le professeur L. LANDOUZY

LE 22 DÉCEMBRE 1893.

Mes premières paroles, Messieurs, en ouvrant
ce cours, seront des paroles de gratitude à l'adresse
des Maîtres et des amis dont la précieuse unanimité
m'a confié la lourde entreprise d'occuper la chaire
de Thérapeutique et Matière médicale.

En m'appelant ici, je sais que la Faculté m'invite
à la peine autant qu'à l'honneur. La Faculté me
met à l'honneur quand elle me convie à prendre
rang à la suite d'Alibert, de Trousseau, de Grisolle
et de Gubler, qui, par le succès de leur enseignement
et l'éclat de leur renommée, ont jeté tant de lustre

sur l'Ecole de Paris [1]. La Faculté me met à la peine, quand elle m'invite à poursuivre la voie de Thérapeutique scientifique, dans laquelle se sont engagés avec bonheur deux de vos Maîtres, qui n'ont quitté cette chaire que pour appliquer en clinique la science qu'il vous avaient enseignée ici.

D'abord, le professeur Germain Sée, apôtre de la Thérapeutique physiologique et de la Thérapeutique expérimentale, à l'heure où le pays de Magendie et de Claude Bernard, quelque peu engourdi dans les conquêtes de l'empirisme et fasciné par les découvertes de l'anatomopathologisme, avait besoin qu'on l'avertît de tout ce que la médecine avait de moyens à emprunter à la physiologie, d'enseignements à recevoir, de lois à découvrir. Il était besoin que des voix s'élevassent pour faire entendre à la médecine qu'elle eût, particulièrement en matière thérapeutique, à faire plus qu'œuvre de pure observation, si elle voulait accroître le merveilleux et puissant héritage qu'elle tenait de

---

1. La chaire de Thérapeutique et Matière médicale de la Faculté de médecine de Paris a été occupée successivement par :

Alibert.	1823 à 1837
Trousseau	1839 à 1852
Grisolle.	1853 à 1864
Trousseau	1864 à 1866
Germain Sée.	1867 à 1868
Gubler.	1868 à 1879
Hayem.	1879 à 1893

CORLIEU. « La chaire de thérapeutique à la Faculté de médecine de Paris. » (*France médicale*, n° 49, 1879.)

l'empirisme, né de patience et de longueur de temps. Aide-toi et le ciel t'aidera, clamait à la Thérapeutique M. Germain Sée : son cri fut entendu, son élan comme son exemple furent suivis, et la Thérapeutique, sans rien aliéner de ses acquisitions séculaires, sans rien répudier de son passé, sans rien abandonner de sa chartre clinique qui veut que le dernier mot, en matière de traitement, soit dit au lit du malade, qui veut que la Thérapeutique expérimentale accepte d'être féale vassale de la clinique, qui entend que *la thérapeutique expérimentale rende des services et la clinique des arrêts,* la Thérapeutique, dis-je, songea de royaume à devenir empire, signa des traités avec ses états confédérés, la physiologie, la médecine expérimentale, la pathologie comparée, réorganisa, compléta son armement, allégea son matériel de guerre, mit en réforme une foule de lourdes machines, une foule d'armes qui n'avaient ni portée, ni précision, et, de maintes expéditions, qui toutes pourtant n'aboutirent ni à des conquêtes, ni à des annexions, retira profits et gloire.

La Thérapeutique gagnant en forces et en succès, gagnant en sécurité, manœuvrant scientifiquement des armes nouvelles et perfectionnées (salicylate de soude, antipyrine, iodoforme, sels de lithine, jaborandi, chloral, cocaïne, phénols, naphtols, salol, eucalyptol, kola, fève de calabar, apomorphine, jequirity, gaïacol, cinchonidine, chloralose, alcaloïdes (ces derniers rendus plus maniables et plus sûrs par l'emploi de la méthode hypodermique), gagna en crédit et conquit l'estime des savants, ce qu'elle n'avait su faire encore en dépit de la confiance que lui accordaient les malades. C'est ce que vous apprit, par son enseignement, par ses travaux de laboratoire, par ses recherches au lit du malade, mon prédécesseur immédiat, mon Maître le professeur Hayem, qui, aujourd'hui, dans la nouvelle chaire de l'hôpital Saint-Antoine, met au service de la *clinique moderne*[1] toute son autorité scientifique.

Vous savez maintenant, Messieurs, pourquoi ma tâche est difficile ; vous comprenez combien mon devoir s'élargit, si vous estimez, comme moi, qu'il n'y a pas de fierté plus noble, ni de satisfaction plus haute pour un homme, que celle de détenir, en un pays comme le nôtre, une part de l'enseignement supérieur, que celle d'être pour quelque chose dans l'orientation que prendront vos études, que celle de vous communiquer la foi qui l'anime en l'art de la médecine, pour le jour où viendra pour vous l'heure des difficultés et des responsabilités.

Pour accomplir ma tâche je prends, aujourd'hui comme hier, exemple sur ceux de nos Maîtres que je me suis choisis. Je m'inspirerai de l'enseignement que j'ai reçu du professeur-doyen Brouardel,

---

1. HAYEM. « De l'enseignement clinique moderne. » Leçon inaugurale de la clinique médicale de l'hôpital Saint-Antoine. (*Bulletin médical*, 7e année, no 101, 20 décembre 1893.)

dont l'extraordinaire activité ne cesse de faire ici l'étonnement des anciens et l'envie des jeunes. N'est-il pas entraînant l'exemple de mon Maître, qui, non satisfait de s'être, par ses travaux sur les angio-cardites varioleuses, sur l'uréepoièse hépatique, sur les ptomaïnes, sur l'étiologie hydrique des maladies infectieuses, placé, jeune, au premier rang des instaurateurs de l'humorisme moderne, a su devenir l'arbitre de la Justice, a pu présider aux nouvelles destinées de l'hygiène scientifiquement organisée, a su, avec son émule, le professeur Proust, aux congrès de Venise et de Dresde, faire prévaloir les doctrines épidéméïologiques françaises, dont l'application ne va à rien moins, augmentant le nombre des maladies rendues évitables, qu'à diminuer notre intervention, à nous autres thérapeutes.

Je m'inspirerai encore de l'enseignement de votre professeur de Pathologie et de Thérapeutique générales, auquel m'unissent vingt années laborieuses de filiation intellectuelle. C'est à l'Ecole de Bouchard que je fus, dès l'abord, conquis aux doctrines humorales, filles naturelles de l'organicisme parisien, à la pathologie générale renouvelée, à la thérapeutique pathogénique. Chaque jour, il nous faudra nous inspirer de l'enseignement fécondant, des doctrines suggestives, des expériences du Maître, qui, par tant de découvertes sur les toxémies autochtones, les septies viscérales, les dépurations viciées, les naphtols, la toxicité urinaire, les auto-infections, les propriétés bactéricides des humeurs, a su, par l'analyse clinique autant que par la synthèse expérimentale, conquérir à l'humorisme scientifique les générations médicales d'hier et d'aujourd'hui. Je vous apprendrai, Messieurs, tout ce que peut, pour le mieux de vos clients atteints d'affections chroniques, comme pour le bien de vos malades aigus, tout ce que peut une hygiène aseptique, tout ce que peut une thérapeutique antiseptique, opportunément intransigeante. Je prétends, quand bientôt je traiterai devant vous de la méthode antiseptique et de ses agents, vous gagner à la cause de l'antisepsie en médecine. Je dis, Messieurs, vous gagner à la cause de l'*antisepsie médicale*, parce qu'il semblerait vraiment, à entendre certains médecins, à juger de certains de leurs actes, que l'antisepsie, bonne pour les chirurgiens, ait peu à faire dans les choses médicales, dans les choses de la clinique interne. Ceux d'entre vous, Messieurs, qui, pensant ainsi et n'ayant pas été convertis à l'antisepsie par la récente leçon du professeur Terrier,[1] pratiqueraient conformément à leur doctrine, — ce qui prouve une fois de plus, que, en médecine, tant vaut le doctrinaire, tant vaut le praticien, — méconnaîtraient que la médecine proprement dite, plus encore peut-être que la chirurgie, doit bénéficier des doctrines pastoriennes qui, si elles

---

1. F. Terrier. « Asepsie et antisepsie. » Leçon inaugurale du cours d'opérations et appareils. (*Progrès médical*, novembre 1893.)

n'ont pas révolutionné, auront fort heureusement réformé la thérapeutique préventive autant que la thérapeutique défensive. C'est ce que j'aurai maintes fois à vous montrer, quand nous traiterons des aliments au point de vue thérapeutique. Je vous dirai alors qu'il vous faudra apprendre à manger aux trois quarts de vos clients, qui mangent trop ou qui mangent mal; je vous dirai qu'ils ont raison ceux qui prétendent qu'il est une science culinaire; je vous dirai, au point de vue préventif, — sans rééditer l'antique *vena portarum vena malorum*, — le rôle nocif de beaucoup d'aliments, ou mal choisis, ou mal préparés, ou mal chymifiés, ce rôle pouvant provenir, soit de quelques-unes de leurs propriétés septiques, soit de l'état septique du système digestif. Aseptie préventive, antiseptie défensive, vous n'avez que faire, Messieurs, d'autre devise, que vous combattiez sous un drapeau médical ou sous un un drapeau chirurgical.

Que si j'étais capable, dans ce que vous pourriez appeler mon ardeur pour les doctrines nouvelles, de vous entraîner en thérapeutique, trop vite et trop loin, dans des sentiers fraîchement ouverts ou nouvellement jalonnés, je n'aurais qu'à me souvenir d'un Maître cher, vénéré entre tous, de Hardy, dont je veux, à cette heure grave pour moi, saluer la bienfaisante mémoire. Si je tiens à évoquer ici sa grande ombre, c'est que Hardy professa avec une autorité, une puissance, un entrain et un succès qui, poussant son nom sous toutes les

maître inimitable en art médical. La thérapeutique
étant, à la fois, science et art de soigner les malades, il est évident qu'il ne saurait, parmi toutes
les sciences médicales, y en avoir une seule qui soit
plus immédiatement pratique.

Réfléchissez, Messieurs, que si toutes les branches de la médecine que vous aurez pu porter à un
degré même extrême de culture, l'anatomie, l'histologie, la physiologie, l'anatomie pathologique, la
microbiologie, la nosographie, la séméiotique, la
pathologie générale, font de vous des savants, des
naturalistes comme on aurait dit autrefois, des
biologistes comme on dit aujourd'hui, elles ne serviront à faire de vous des médecins, qu'alors seulement, qu'ayant reconnu la maladie, qu'ayant compris et pénétré votre malade, cessant d'être simples
spectateurs du drame morbide qui se joue devant
vous, vous deviendrez partie prenante, vous entrerez
en lice, vous vous mêlerez à l'action et entreprendrez *quelque chose,* avec la volonté expresse de
changer le cours des événements, de leur imprimer
telle direction que vous jugez salutaire. A la minute
seulement où vous agirez, ne serait-ce même que
pour faire respecter la marche que vous aurez
reconnue naturelle et souhaitable de certains troubles fonctionnels (crises urinaires, crises sudorales,
diarrhées, crises de larmes, saignées naturelles,
épistaxis utérines, flux hémorrhoïdaires, etc., etc.),
à la minute seulement, où, de spectateurs vous
deviendrez acteurs, vous serez réellement médecins,

synthétisant dans votre entreprise thérapeutique
toutes les branches de la médecine. C'est que, à
bien prendre les choses, la Thérapeutique est la
moralité de toutes vos études médicales, la raison
d'être du médecin; c'est que, si jusqu'à l'heure de
vos premiers actes thérapeutiques, vous avez pu
faire œuvre de recherches et de découvertes scientifiques, si hautes et si importantes soient-elles,
vous serez vraiment médecins dès que, visant un
but spécial, vous vous armerez d'un moyen choisi
de préférence à tout autre, vous manierez une
arme empruntée à la Matière médicale, cet arsenal
dont vous devez, par avance, connaître tous les dé-
tours et toutes les ressources, afin d'y puiser suivant les besoins.

Vous devez savoir que la Matière médicale est
cette branche des sciences médicales qui connaît
seulement des agents employés en thérapeutique.
Si la Matière médicale étudie les agents mis au
service de la thérapeutique, la Thérapeutique, elle,
étudie les occasions et la manière de se servir
desdits agents. On pourrait dire, si l'on voulait emprunter à l'Ecole de Guerre une juste comparaison,
que la Matière médicale est notre science balistique à nous médecins, comme la Thérapeutique
est notre science tactique. Exceller en thérapeutique, c'est exceller dans l'art de faire la guerre,
c'est exceller dans l'art de rétablir la santé, c'est
cultiver l'art de pénétrer les processus morbides,
de s'attaquer à eux, d'augmenter la résistance des

assiégés, d'avoir toujours bien en mains l'armement le meilleur et le plus perfectionné. ·

Gardez-vous bien, Messieurs, de vous entretenir dans certaines illusions qui vous feraient croire, que serait thérapeute celui d'entre vous qui.saurait le mieux sa Matière médicale, qui posséderait complète la connaissance des origines, des propriétés physiques, chimiques, organoleptiques, des formes pharmaceutiques, des actions physiologiques, dynamogéniques ou toxiques des agents employés en médecine. Le posologue, le pharmacologue, le possesseur de formules que pourrait être celui d'entre vous auquel je fais allusion, risquerait fort d'être un piètre thérapeute, usant maladroitement de ses armes. C'est que le thérapeute, c'est le tacticien que je visais tout à l'heure, c'est l'homme qui saisit le moment précis de faire marcher ses troupes et qui ne les engage que là où elles peuvent donner le maximum de leurs efforts, et produire le meilleur de leurs effets.

Le plus ferré des capitaines sur la résistance générale des armées, sur la valeur comparée de l'infanterie, sur la portée des armements modernes, sur la trajectoire et la force de pénétration des projectiles, pourra ne jamais devenir tacticien. De même, le plus fort d'entre vous sur les principes de la pharmacodynamie, sur les lois de la posologie, sur les apports de la thérapeutique expérimentale, pourra n'être qu'un mauvais thérapeute. Ce qui fait le tacticien, ce qui fait le soldat victorieux, comme le médecin heureux, ce n'est point la science en balistique, ou la connaissance de la Matière médicale, c'est la conception qu'il sait prendre, à l'heure décisive, de l'ensemble des forces et des résistances. C'est qu'il y a un abîme entre connaître dans ses moindres détails l'armement qu'on traîne à sa suite et saisir les *indications*, comme on dit dans l'art de faire la guerre aussi bien que dans l'art médical. Ce qui fait le tacticien comme le thérapeute, c'est, je le répète, la science de saisir les indications, c'est l'art de les remplir. Si la Thérapeutique n'était pas cela, si la Thérapeutique et la Matière médicale n'étaient pas deux choses essentiellement distinctes — que tant de médecins confondent absolument — il n'y aurait pas de bons et de médiocres thérapeutes. Les armes fournies par la Matière médicale étant les mêmes, les résultats heureux ou néfastes sont imputables à la valeur différente des hommes; c'est que, vous l'avez compris, la victoire comme la guérison sont œuvre de stratégie. C'est, entre parenthèse, ce qui vous explique pourquoi, si nous ne manquons pas d'excellents traités de balistique et de Matière médicale, nous avons peu de bons traités de tactique et de Thérapeutique.

Il pourrait, Messieurs, paraître oiseux de s'étendre sur ces considérations au début d'un cours de Thérapeutique, si je n'avais appris, de la pratique hospitalière et civile, que les élèves en médecine, aussi bien que les débutants dans la carrière, sont loin de se

faire des choses l'idée que j'en viens essayer de donner; c'est que, dans le monde des médecins comme
dans le monde des laïques, il s'en faut qu'on mette
dans les mots thérapeutique, matière médicale, phar-
macologie, thérapeutique expérimentale, la netteté
d'acception et de définition qu'il y a dans les choses.
Faute de bien nous expliquer sur la valeur des
termes, nous risquerions fort de ne pas nous com-
prendre sur là valeur et l'importance des choses ;
je risquerais fort, professeur de Thérapeutique et
Matière médicale, de vous étonner, si vous me
voyïez, à cette place, au laboratoire ainsi qu'à l'hôpital (où je vous convie comme à l'annexe la plus
importante de cette chaire) faire, dans mon enseignement, à la Thérapeutique proprement dite, la
part du lion.

Dussé-je, Messieurs, vous scandaliser, il faut que
je vous dise que quelques-uns d'entre vous — toute
la faute n'en est pas à vos Maîtres, mais à une certaine paresse intellectuelle bien douce à chacun de
nous — se préparent assez maladroitement au traitement de leurs clients, *quémandant* à la Thérapeutique des formules toutes faites, exigeant de la
Matière médicale des armes toutes chargées, faisant
ainsi œuvre passive, œuvre radicale, là où précisément se suppose une œuvre éminemment active,
intelligente, et opportuniste ; faisant œuvre de mémoire et non de jugement, sans vous apercevoir,
que procédant ainsi, vous vous exposez à être pris
au dépourvu si par malheur vos souvenirs viennent

à manquer, si l'arme que le pharmacien vous livre
n'est pas conforme au modèle que vous vous êtes
accoutumés à voir manier par vos Maîtres? Prenez
garde! dans de telles conditions vous devenez re-
doutables, car vous avez l'audace que vous prête la
sûreté et la précision de vos moyens d'action. C'est
que, Messieurs, vous vous croyez obligés d'avoir
toujours un traitement pour chacune des maladies,
ou mieux le traitement de chaque maladie; l'étude
des indications, la discussion, le choix des moyens,
l'hésitation dans l'entreprise, la temporisation, l'ex-
pectation ne sont pas votre affaire; pour un peu
vous diriez que tout cela est l'œuvre des ignorants,
des impuissants, des sceptiques; vous avez la foi
des néophytes, si enviable, si féconde, et en même
temps si dangereuse! Pour un peu vous vous croi-
riez obligés d'avoir toujours tout prêt le traitement
de chaque maladie, que celle-ci s'attaque à un bébé,
à un enfant, à un adulte, à une jeune femme, à un
vieillard! C'est ainsi que, sans prendre la peine de
vous demander s'il faut faire quelque chose et quel
sera le meilleur de ce quelque chose, vous n'appro-
chez pas un malade sans vous croire obligés d'intervenir. Pour un peu vous diriez qu'on n'est thérapeute qu'alors que, toujours et quand même, on
fait quelque chose, au risque de troquer une expec-
tation sage et bienfaisante contre une intervention
puérile ou nocive. C'est que, Messieurs, un com-
merce ininterrompu avec la pathologie générale, et
des fréquentations cliniques quotidiennes ne vous

3

ont pas conquis à cette vérité, qui est le commencement de la sagesse en thérapeutique, que nous *n'avons pas à traiter des maladies mais des malades.*

Faites un retour sur vous-mêmes et je suis certain que vous ne me contredirez pas. A l'hôpital ou en ville, abordant un de vos clients, tant qu'il s'agit d'établir un diagnostic, de formuler un pronostic, de déduire une pathogénie, d'établir une étiologie, d'augurer de la marche, de la terminaison de l'affection, vous n'avez d'yeux que pour votre malade, et point pour cet être de raison, pour cette entité schématique, cataloguée par les nosographes sous le titre de maladie; vous ne vous laissez pas abstraire dans la foule des cas similaires, vous n'avez de souci que pour une personnalité concrète, vous *voyez*, vous *pensez*, à juste raison, en cliniciens et non en nosographes, le lit du malade vous faisant oublier qu'il est une science qui connaît des maladies. Et puis, par une aberration d'esprit des plus bizarres, brusquement, quand il s'agit de passer au traitement de votre client, quand il s'agit de faire œuvre de thérapeute, de penser thérapeutiquement, les abstractions réapparaissent, et, à propos de votre malade, vous sortez de votre mémoire le traitement de sa maladie; alors qu'il s'agit de penser et d'agir thérapeutiquement, vous tombez si bel et si bien en suggestion nosographique, que la maladie revient vous masquer le malade! De corps et de fait vous assistez un malade, mais, en pensées et

en actes, vous traitez sa maladie ! Le pli est tellement pris, vous êtes tellement asservis par vos
souvenirs nosographiques, que, petit à petit, sans
vous en apercevoir, vous êtes dupes de votre mémoire qui prend la place de votre jugement; vous
oubliez tellement la personnalité de votre malade,
que, de cliniciens redevenant nosographes, vous le
traitez impersonnellement, lui appliquant, pour
ainsi dire à la volée, tout un traitement fait d'abstractions nosographiques : c'est, passez-moi l'expression, la théorie du bloc, transportée de la pathologie descriptive à la clinique !

Par une pente douce, mais fatale, vous aboutissez
à une déplorable manière de faire que vous m'entendez souvent, à l'hôpital, appeler, en un langage
dont la liberté n'exclut pas l'exactitude, la théra-
rapeutique réflexe : réflexe, parce que, sans choix,
sans recherches, sans hésitations, vous laissez jaillir
de votre mémoire, percutée par votre seul diagnostic, une médication, tout comme le marteau
patellaire détermine le mouvement involontaire de
la jambe. Cette Thérapeutique ne serait même pas
excusable, en dépit de certaines apparences, pour
les médications dites spécifiques, car il est tel cas
de syphilis et de paludisme où vous risquez de com-
promettre la guérison, en vous adressant, soit trop
exclusivement, soit trop longtemps, au mercure, à
l'iodure de potassium ou à la quinine.

C'est cette fâcheuse manière de faire que vous
m'entendez encore souvent qualifier familièrement

de thérapeutique d'équations, parce que votre esprit semble avoir accepté un rapport nécessaire entre telle maladie et tel agent de la Matière médicale. C'est cette thérapeutique, logique et sûre d'apparence, qui ferait facilement de jeunes médecins, timides en leurs jugements, des audacieux en leurs actes. C'est cette thérapeutique d'équations, mise à la portée des esprits paresseux ou irréfléchis par les formulaires, apprise aux laïques par la presse politique (qui se pique de vulgariser la médecine), qui conduit à ce résultat au moins curieux, qu'à l'heure qu'il est, tout le monde fait de la thérapeutique, tout le monde donne des consultations, même les médecins.

Allons-nous voir, pour peu que les choses aillent jusqu'à l'absurde, allons-nous voir, avant qu'il soit longtemps, la thérapeutique desservie par de véritables distributeurs automatiques, dont les boutons, pressés en ordre alphabétique, donneront au mot : cœur, des granules de digitale ; névralgie, des pilules d'aconitine ; phtisie, de la créosote ; au mot pneumonie, du kermès assorti à l'inévitable vésicatoire ; ce qui, vous dirait le professeur Laboulbène, nous ramènerait à 1300 ans en arrière, aux temps hippocratiques, à l'époque où, la thérapeutique étant toute symptomatique, les malades venaient sur les murs des temples d'Esculape et d'Hygie lire, à côté de la description des maladies, l'indication des remèdes et des secours employés. Agissant ainsi, les malades et les médecins de la

Grèce faisaient pour le mieux, ne pouvant agir autrement : en face des malades, les Asclépiades pensaient, jugeaient symptomatiquement et *thérapeutiquaient* de même.

Ce qui était naturel, excusable pour les Primitifs, devient insuffisant et condamnable pour nous, Messieurs, qui avons appris, au travers des âges et des labeurs qu'a vécus la médecine, à penser pathogéniquément, c'est-à-dire qui avons appris, en face d'un malade, à saisir la série des actes morbides par lesquels, a passé toute son économie, depuis le moment où elle a été assaillie par l'agent pathogène, jusqu'à la minute où, mobilisant ses forces de réaction et de résistance, elle met en scène ce drame, en plus ou moins d'actes et de tableaux, que nous appelons maladie. C'est précisément parce qu'une maladie est quelque chose qui marche, qui évolue, comme nous disons communément, c'est parce qu'un malade est en constant devenir, que la Thérapeutique symptomatique, pour logique qu'elle paraisse, est, d'ordinaire, insuffisante. Pour continuer la comparaison de tout à l'heure, le médecin en quête de thérapeutique purement symptomatique, ressemble au spectateur qui, n'ayant vu qu'un tableau ou qu'un acte d'un drame, en prétendrait diriger l'action.

C'est pourquoi, le médecin qui veut agir, qui veut intervenir, doit pénétrer l'enchaînement des phénomènes morbides (l'action comme on dit au théâtre) pour se déterminer, pour savoir par où, quand, comment, pourra être saisi le traître, comment pourront être jetés à la traverse de l'action engagée tels éléments nouveaux, autres ou contraires, qui modifieront la pièce, la feront dévier et en brusqueront le dénouement.

Pour intervenir utilement en pareilles aventures, il faut au médecin avoir saisi les indications, c'est-à-dire avoir dégagé des raisons d'agir; ces indications vous les déduirez, Messieurs, de toutes les particularités présentées par vos malades; ces indications vous les déduirez non pas du fait acquis, du symptôme, mais de l'enchaînement des troubles, fonctionnels ou organiques, de leur filiation, de leur subordination, de leur pourquoi et de leur comment.

Avez-vous à secourir un vieillard en proie à une épistaxis, un catarrheux pulmonaire, un enfant fébricitant, nouvellement tousseur, un hépatalgique, un client qui se plaint d'essoufflement et d'insomnie rebelles : si vous ne cherchez pas, avant tout, le comment et le pourquoi de l'affection constatée chez chacun de vos malades, si vous ne pénétrez pas le procédé instrumental qui a congestionné la pituitaire, qui fait le flux bronchique, qui allume la fièvre, qui irrite le foie et qui trouble la circulation cérébrale, vous en êtes réduits à faire le tamponnement des fosses nasales, à donner des béchiques, à prescrire de la quinine, à faire de la révulsion sur l'hypochondre droit, à ordonner de l'opium; et, dans chacun des cas que j'ai choisis pour exemple, vous échouez piteusement, vous qui avez fait de la thérapeutique symptomatique, tandis que votre confrère thérapeute pathogéniste réussira. Il réussira, parce que, ayant reconnu que l'hémorragique est un artério-scléreux en hypertension, il a fait une déplétion intestinale ; que le catarrheux pulmonaire est un vieil emphysémàteux avec dilatation du cœur droit, sur laquelle peut faire merveille la digitale ; que le fébricitant est un typho-bacillaire au début, influençable, momentané-ment au moins, par la seule antipyrine donnée à doses succesives ; que l'hépatalgique est en accès de congestion paludéenne, de sorte qu'avec la quinine, congestion et douleur ont disparu comme par enchantement ; qu'enfin, le client mis en état de dyspnée facile et d'insomnie, est cardiopathe en état de subasystolie, si bien que la thérapeutique a su, dans l'espèce, trouver au café une vertu respiratoire et une vertu dormitive.

Si c'est bien par la science des indications que le médecin a pu, dans chacun des cas que je viens de prendre pour exemple, devenir un thérapeute heureux et utile, c'est qu'il a su acquérir la connaissance des indications, par la fréquentation incessante des malades. L'hôpital est la grande Ecole du thérapeute, au point que, des deux laboratoires annexés à ma chaire de Thérapeutique, celui dont je dispose à l'Ecole pratique, celui dont je dispose à l'hôpital Laennec, le second est sans contredit de beaucoup le plus important. C'est à l'hôpital que vous deviendrez vraiment thérapeutes ; c'est là, qu'empruntant souvent à chacune des méthodes usitées en thérapeutique, vous apprendrez à faire une thérapeutique éclectique, une thérapeutique qui mériterait qu'on l'appelât opportuniste, si ce mot, détourné de son vrai sens, ne menaçait pas d'être pris en mauvaise part. Et pourtant, dire de vous, Messieurs, que vous êtes opportunistes en thérapeutique, c'est faire votre éloge, puisque c'est après réflexion, après choix, que vous vous êtes arrêtés à une médication plutôt qu'à une autre.

J'en ai assez dit, Messieurs, pour vous faire pressentir ce qu'était, dans sa méthode, ses tendances, ses moyens, ses résultats, la thérapeutique pathogénique ; j'aurai, chemin faisant, à revenir plus d'une fois sur cette question, qui, du reste, a été, dans son enseignement, traitée magistralement par le professeur de Thérapeutique générale.

Une fois les indications dégagées, l'emploi des médications vous semblera facile : c'est ce que je vous exposerai, tout prochainement, en détail, à propos des malades en hyperthermie.

J'en ai fini avec ce que j'avais à vous dire sur la manière dont j'envisagerai l'enseignement de la Thérapeutique. Tout cela se pourrait résumer dans une formule qui ne sera ni la moins bonne, ni la moins utile de celles que j'aurai à vous donner au cours de mes leçons :

« Votre thérapeutique devra, toujours et partout, être : Clinique, — Pathogénique, — Physiologique, — Opportuniste : clinique, en ses moyens d'informations ; pathogénique, en ses inspirations ; physiologique, en ses moyens d'action ; opportuniste, en ses décisions. »

Souvenez-vous de cette formule, Messieurs, vous qui les aimez, elle fera de vous des médecins utiles, heureux et enviés.

Si j'ai choisi, pour mon cours de cette année, l'hyperthermie et l'histoire des antithermiques, c'est que j'ai cru devoir traiter, parmi toutes les médications, celle dont l'emploi vous permettra de parer à des accidents rapidement pernicieux.

Je ne vous souhaite pas, Messieurs, d'avoir à défendre vos malades contre l'hyperthermie, cette complication désastreuse de certaines formes des maladies infectieuses aiguës ; complication désastreuse, parce que si beaucoup de nos malades n'en meurent pas, tous en restent meurtris, pour un temps ou pour toujours. Parfois, certains de vos scarlatineux, de vos rhumatisants cérébraux, de vos typhiques exanthématisants, de vos dothiénentériques, de vos rubéoliques, de vos pneumoniques, de vos érysipélateux, de vos tuberculeux, de vos grippés se présenteront à vous avec une fièvre tellement élevée et persistante, que, du chef même de cette élévation de température, l'état statique et fonctionnel de leurs cellules et de leurs appareils est compromis. L'hyperthermie peut alors, à elle seule, faire naître une indication à laquelle s'adresse la médication antithermique.

A la médication antithermique fera suite l'étude de l'antipyrèse; puis, viendra l'histoire de la médication antiseptique. C'est assez vous dire que ce cours, sans rien laisser dans l'ombre des questions doctrinales et scientifiques, se propose d'être essentiellement pratique et démonstratif.

Mon programme est : De choisir une médication; de discuter et de poser ses indications sur une série de malades (remarquez que je ne dis pas maladies) empruntés à mon expérience hospitalière ou civile, comme à autant de cas concrets, comme à autant d'exemples de grammaire sur lesquels s'appuieront les règles de thérapeutique. — De vous présenter, dans leur ordre d'importance et de valeur, chacun des agents mis au service de la médication; de vous les présenter objectivement, réellement, c'est-à-dire, d'abord dans leur matérialité première, ensuite sous les formes pharmaceutiques communes ou rares, que les officines auront à mettre à votre disposition. — Ce faisant, je compte vous donner des leçons d'idées, des leçons de principes et des leçons de choses; je compte vous donner ici cours de Thérapeutique proprement dite et cours de Matière médicale, puisque, d'une part, les agents vous seront placés sous les yeux, dans la main, à l'état statique, si je puis ainsi dire; puisque, d'autre part, les agents seront mis en leur état dynamique, en chacune des indications dictées par la clinique.

Cela fait pour les médications urgentes, pour les

grandes médications, j'aurai à traiter devant vous,
sans faire double emploi avec le cours de Thérapeutique générale, de certaines questions de
thérapeutique d'actualité. C'est que, Messieurs,
je croirais manquer à ma mission, si je ne me
mettais en mesure de répondre à la curiosité très
naturelle de beaucoup d'entre vous, qui tiennent à
éclairer leur religion sur toute une série de médications, les unes nouvelles, les autres moins nouvelles qu'elles n'en ont l'air, et qui mènent, dans
tous les mondes, grand tapage, bien moins, il faut
le dire, par le fait des savants qui les préconisent,
que par le fait de chroniqueurs et de praticiens
peu réfléchis, qui contribuent à laisser croire au
public, toujours affamé de remèdes, que tout médicament nouveau est une conquête pour la Thérapeutique.

Ma mission est de vous apprendre dans quelle
mesure, dans quels cas, suivant quelles formes, vous
avez le droit d'escompter le crédit dont paraît jouir,
auprès de certains médecins, par exemple la séro-
théraphie, par exemple la médication par les injections de sucs organiques et par les injections de solutions minérales dites sérums artificiels.

Quand je traiterai de ces derniers, je vous rap-
pellerai que l'idée et la pratique de la méthode
appartiennent à un de mes premiers maîtres de l'École
de Reims, à Luton, qui s'est trouvé, en matière de
Thérapeutique générale et appliquée, trop souvent à

la peine pour que, aujourd'hui, je ne l'aide pas à
être remis à l'honneur.

Quand je traiterai devant vous, au point de vue
de ses applications possibles, de la sérothérapie, je
vous dirai aussi que le berceau de cette méthode,
pleine de promesses pour la prévention et la guérison des maladies, fut en 1888 (le lieu et la date mé-
ritent d'être sus), le laboratoire du plus jeune des
Maîtres de cette Faculté, qui porte haut, dans toutes
les branches de la biologie, un nom qui fut, avant
l'ère pastorienne, à l'Hôtel-Dieu de Paris, l'honneur de la chirurgie, alors que la sagacité dans le
diagnostic, la recherche des indications, le choix
des procédés opératoires, la science anatomique et
la dextérité, faisaient seuls les chirurgiens heureux.

Ils frayaient la route aux médecins sérothérapistes,
Ch. Richet et Héricourt, quand, en 1889, partant de
ce principe que le chien était relativement réfractaire à la tuberculose (à la tuberculose de contagion vulgaire au moins) ils pensèrent que cette
immunité relative dépendait de ce fait que le sang
canin était, ou impropre à la culture du bacille de
Koch, ou bactéricide, comme nous disons, nous les
élèves de Bouchard.

De là, l'idée et la pratique : 1° d'immuniser, pour
un temps au moins, des animaux facilement bacil-
lifères comme le lapin, contre la tuberculose ino-
culée, alors que lesdits lapins recevraient préven-
tivement du sang de chien ; 2° de traiter, par le sang

de chien bacillicide, des lapins antérieurement rendus tuberculeux par inoculation.

Discutables (comme il arrive souvent à l'heure même où l'inventeur enfanle son idée) quant à leur application immédiate, les vues et les expériences de Ch. Richet ne l'étaient point dans leur portée éminemment suggestive, car la doctrine reprise, suivie, retravaillée en tous sens et en divers pays, a fourni des résultats dont n'a pas le droit de ne pas se soucier la Thérapeutique expérimentale.

Dans cette doctrine, vous trouverez, Messieurs, toute une série d'idées générales, d'expériences, d'observations visant le traitement, soit préventif, soit actuel, d'une maladie infectieuse : la tuberculose dans le cas particulier des expériences de Ch. Richet et Héricourt; le tétanos dans les expériences de Kitasato; la diphtérie dans les observations de Baginsky, de Behring, de Boër et Konel, la pneumonie peut-être et la fièvre typhoïde, dans des faits annoncés d'hier? L'idée de se servir de sérums animaux comme agent d'immunisation ou de guérison, comme moyen de s'opposer soit à l'éclosion, soit à la marche d'une maladie infectieuse, par l'injection péritonéale, sous-cutanée ou intraveineuse du sérum d'un sujet atteint de ladite maladie, l'idée de la sérothérapie est venue de la médecine expérimentale. Elle est venue de la constatation des propriétés bactéricides des humeurs organiques de sujets immunisés, temporairement ou définitivement, grâce à ce fait que les microbes,

en même temps qu'il faisaient tout le consensus
symptomatique par lequel se traduisait la maladie,
bactéricidaient les microbes nouveau-venus; la maladie infectieuse, à force de *bactéricider* trouvait
ainsi en elle-même le procédé instrumental d'arrêter
les hostilités et de permettre la guérison. Il n'est
permis à nul d'entre vous, d'ignorer toute une série
de travaux faits sur cette question, notamment ceux
de Bouchard, ceux de ses élèves Charrin et Roger,
qui ont établi que les liquides organiques, et surtout
le sang débarrassé de ses éléments figurés, possé-
daient la propriété de détruire un grand nombre de
microorganismes pathogènes (bactérie charbon-
neuse, bacille d'Eberth, bacille pyocyanique) ou d'en
atténuer la virulence.

De la constatation des effets bactéricides, aussi
bien *in anima vili* que *in vitro*, a découlé l'idée de
prendre ce sérum qu'on sait bactéricide, c'est-
à-dire suspensif ou atténuatif des effets infectieux
et toxiques de la maladie microbienne, pour l'injecter
aux sujets malades, comme on l'avait mêlé aux
cultures virulentes. C'est alors que Behring, Kitasato,
Wassermann, Wernike, Brieger (pour ne vous citer
que les plus importants parmi les travailleurs de la
première heure) arrivèrent, dans des expériences
patiemment conduites à établir : 1° Par mélange
d'une certaine quantité de sérum d'un animal expé-
rimentalement immunisé contre le tétanos ou la
diphtérie, la diminution d'une virulence d'une culture très virulente de tétanos ou de diphtérie; 2° Par

injection, à un animal sain, de sérum d'un animal
vacciné contre le tétanos ou la diphtérie, l'état réfractaire dudit animal au tétanos ou à la diphtérie ;
3° Par injection de sérum d'animaux vaccinés, la
curation contre l'infection tétanique ou diphtéritique
déjà déclarée ; 4° La nécessité (quand l'injection
de sérum veut être curative et non plus vaccinante)
de recourir à des doses beaucoup plus considé-
rables que quand il s'agit de conférer l'immunité ;
parce qu'alors le sérum, passé surtout à l'état d'a-
gent antitoxique, devient une manière de spécifique
de la toxine diphtéritique et tétanique.

Vous n'ignorez pas que ces recherches expéri-
mentales suggestionnèrent certains médecins, au
point qu'ils se dirent qu'il pourrait bien en être
des propriétés antitoxiques du sérum de malades ou
de convalescents des divers autres maladies infectieuses, ce qu'il en était de l'antitoxicité du sérum
d'un tétanique ou d'un diphtéritique. Ce que la
suggestion disait chose vraisemblable paraît en train
de devenir chose vraie : il semble démontré que le
sérum d'un pneumonique, d'un typhique peut devenir antitoxique? Il est même démontré que le lait
acquiert, lui aussi, les propriétés conférées aux
humeurs de tout sujet infecté : le lait (Brieger et
Ehrlich, Ketscher), comme le sérum, non seulement
conférerait une immunité préventive, mais devien-
drait agent curateur, parce que antitoxique !

Les humeurs des animaux malades paraissent
donc, passez-moi l'expression, bipolaires, jouissant

d'une double action : 1° action bactéricide, véritablement inhibitoire et suspensive de l'infection ; 2° action antitoxique.

En cela, les humeurs animales paraissent supérieures aux humeurs végétales que je dirais unipolaires, puisqu'elles semblent jouir de la propriété antitoxique proprement dite, plutôt que de l'action bactéricide. C'est ce que nous a révélé Ehrlich, quand il nous a démontré que le pouvoir antitoxique du sang peut s'acquérir par injection de toxoalbumines végétales, par injection de ricine et d'abrine, deux poisons retirés, le premier du Ricinus communis, le second du Jéquirity. Ehrlich, écoutez bien ceci, Messieurs, est parvenu non seulement à vacciner (à mithridater, si vous aimez mieux) les animaux contre la ricine et l'abrine, mais encore à rendre réfractaires des animaux, en injectant à ceux-ci du sérum de sujets mithridatés : la preuve en était qu'Ehrlich, badigeonnant la conjonctive des animaux injectés de sérum, ne parvenait plus à provoquer chez eux des phénomènes inflammatoires. Et, ce qui semble parfaire l'identité, au point de vue doctrinal, entre les expériences de Brieger sur les toxines animales et celles d'Erhlich sur les toxines végétales, c'est que l'état réfractaire, l'immunisation, imposés aux animaux par Erhlich, peuvent être, eux aussi, transmis par hérédité comme par allaitement.

Si, Messieurs, j'ai cru devoir, en passant, toucher un mot de la sérothérapie, c'est qu'elle devait me servir d'exemple, pour vous montrer qu'il n'est pas, en biologie, une seule question dont n'ait à connaître le médecin soucieux d'accroître sa science, ses moyens et sa puissance thérapeuques. Les découvertes d'avant-hier, les expériences d'aujourd'hui, les observations de ce matin et de ce soir, sont autant d'avertissements et de promesses. Que les premiers comme les secondes soient entendus!

Qui sait si, à nous qui ne pensons plus, comme Trousseau, qu'il importe peu de connaître comment un médicament guérit « pourvu qu'il guérisse », qui sait, si la Médecine Expérimentale ne va pas nous apprendre, qu'un sang longuement tuberculiné, très longuement tuberculiné, ne sera pas l'agent préventif et curatif de la tuberculose? A celui, Messieurs, d'entre vous, qui par la sérothéropie sera le vainqueur de la phtisie, d'où qu'il vienne, d'un hôpital ou d'un laboratoire, est assurée la gloire la plus pure; son nom vivra parmi les plus grands, à côté du nom de Pasteur!

Qui nous dit vraiment, que nous n'allons pas voir un sang longuement, très longuement ioduré, fournir un sérum antisyphilitique, et que nous ne touchons pas à l'heure où la syphilis aura vécu? Qui sait si le sérum de sursyphilisés ne va pas devenir un agent spécifique (agent d'immunisation et de guérison à la fois, c'est-à-dire plus précieux encore que le mercure et l'iodure de potassium), la Médecine expérimentale ayant su scientifiquement de-

mander au règne humain des agents que la matière
médicale de nos pères n'avaient trouvés encore que
dans les règnes animal, végétal et minéral? Des ten-
tatives dans ce sens ont été faites de divers côtés,
en Italie surtout, et la médication de Tommasoli,
de Pellizari et de Mazza, par les injections de sérum
de syphilitiques mérite d'être répétée avec un esprit
scientifique aussi éloigné du doute que de l'affir-
mation hâtive ou préconçue.

Le temps, Messieurs, me force d'en finir avec la
sérothérapie qui, n'aurait-elle encore rendu aux médecins d'autres services que de les mettre en sug-
gestions thérapeutiques, méritait que je ne gar-
dasse pas le silence sur une des questions les plus
importantes de la médecine scientifique.

Avec le phagocytisme [1], Messieurs, il n'est pas de
question plus actuelle ni plus importante que le *séro-
dynamisme*, excusez ce mot au moins commode. La
phagocytose et le bactéricidisme, l'Ecole de Metchnikoff, l'Ecole de Bouchard sont en train de sugges-
tionner la thérapeutique générale : médecine préventive aussi bien que médecine curative, immu-

---

1. A propos du phagocitisme, à propos de la phagocytose, ceux d'entre vous, Messieurs, qui veulent être
renseignés sur la position de la question, devront lire,
dans le premier numéro de la *Revue de Médecine* de 1892
une leçon faite avec autant de foi que de compétence par
mon ami le Dr Queyrat, au cours de vacances que j'avais
organisé en 1891 dans mon service de l'hôpital Laënnec.

nités ou opportunités morbides, soit acquises, soit
héréditaires, se réclament isolément ou communément de ces deux doctrines, si bien que les par-
tisans résolus du phagocytisme n'iraient à rien
moins, avec Metchnikoff et Centani, qu'à res-
treindre, dans le processus d'immunisation et de
guérison, l'action du sérum à un rôle d'incitation,
à une manière d'étincelle qui mettrait en énergie
l'activité potentielle des leucocytes. Le sérum fourni
par les sérothérapistes, viendrait charger les leucocytes d'une vitalité nouvelle ou plus grande, qui,
les rendant ainsi plus vivaces, plus tenaces, leur
permettrait de soutenir victorieusement les assauts
des agents pathogènes?

Que soit vraie ou seulement vraisemblable cette
explication, elle fournirait peut-être une doctrine à
cet ensemble de résultats les uns probants, les
autres discutés, obtenus, dans certains états cachec-
tiques, asthéniques, dans certaines impuissances
fonctionnelles, à l'aide d'injections, soit de solutions
minérales, soit de liquides organiques, soit de sucs
glandulaires. Parmi les résultats probants, vous
pouvez d'ores et déjà enregistrer les succès obtenus
dans le myxœdème, soit spontané, soit postopéra-
toire; par l'injection de liquide ou tissus thyroï-
diens, comme dans le fait de Bouchard, comme
dans nombre d'observations publiées récemment
en Angleterre et aux Etats-Unis d'Amérique.

Acte de polarisation, acte de dynamisme, amené
ou accumulé, acte d'apport organique ou vital,

acte d'excitation ou d'inhibition fonctionnelles cellulaires, si le phagocitisme, d'où dépend, en somme, l'état statique et fonctionnel de chacune de nos cellules et partant de nos appareils, si le phagocitisme, dis-je, est entretenu, restauré, modifié, par les injections, que celles-ci soient faites de sels de soude, de matières organiques ou de glycéro-phosphates, nul étonnement que la sérothérapie puisse permettre à l'économie de se défendre contre les maladies infectieuses. Nul étonnement encore que la méthode permette à l'économie de se défendre contre les usures viscérales incessantes, et aussi contre les défaillances du système nerveux, contre les états d'instabilité organique et fonctionnelle des névropathes, légion, en cette fin du xixe siècle, qui présage à nos descendants de payer aux tares nerveuses un tribut plus lourd encore que celui que lui paie notre génération. Cette génération qui compte tant de jeunes hommes aux ardeurs défaillantes, aux volontés débiles, aux intelligences stériles, aux caractères tristes, inquiets et soupçonneux; tant de jeunes femmes, toujours anxieuses, toujours remuantes, aux instabilités fonctionnelles constantes, jamais malades et toujours détraquées; tant de femmes impatientes, aux esprits instables, à l'humeur capricieuse, tour à tour charmantes et insupportables ; aux *états d'âme* compliqués et hantés de casuistique, aux rires bruyants, aux larmes faciles, à la parole haute, précipitée, fatigante, intarissable, au langage inconséquent, décousu,

hyperbolique ; tant de femmes attristées, jamais
satisfaites, plus amoureuses de réalisme que d'idéal,
qui bientôt n'auront plus d'yeux que pour les
impressionnistes, de goût que pour les symbo-
listes, de passion que pour certaines littératures et
certaine musique, qui, venues des pays du Nord,
secouent leurs nerfs plus qu'elles n'éveillent et ne
rassénèrent leurs pensées ; tant d'hommes névrosés,
désœuvrés ; tant de femmes ennuyées, incomprises,
dévoyées ; tant de découragés et de surmenés,
comme si ne devenaient pas, dans la lutte pour la
vie, vraiment découragés, déséquilibrés et surmenés
ceux-là seuls qui sont décourageables, déséquili-
brables et surmenables ?

C'est que, Messieurs, ce n'est pas seulement par
le milieu intérieur (pour employer la si juste expression de Claude Bernard), par les toxémies infectieuses, alimentaires, professionnelles, acquises ou
héréditaires, qu'on devient névropathe ; la névro-
pathie a de longues racines plongeantes dans le milieu extérieur, elle est faite aussi de contagion ner-
veuse, de *radiation* humaine, si bien que vous m'entendez souvent répéter que l'atmosphère des névrosés est délétère, que vous m'entendez affirmer aussi
que la neurasthénie vient par les yeux, pensant
d'elle ce que le poète a fait dire à Casilda,

Qui... croit que la vieillesse arrive par les yeux
Et qu'on vieillit plus vite à voir toujours des vieux.

Nous reprendrons ce thème, tout d'actualité, dont

l'importance ne saurait être méconnue d'un médecin anxieux des destinées d'une race et d'un pays,
du médecin naturellement soucieux de questions
de psychologie, d'éducation familiale et de socio-
logie ; nous reprendrons ce thème, avec tous les dé-
veloppements qu'il comporte, quand nous nous
occuperons du traitement préventif et curatif des
états névropathiques, quand nous étudierons leur
médication par l'hygiène et l'exercice, mais sachez,
Messieurs, qu'en touchant aujourd'hui à ce sujet,
moins que nous n'en avons l'air, nous sommes sor-
tis des questions doctrinales et pratiques du dynamisme, puisque la thérapeutique des affections
nerveuses, je vous en convaincrai prochainement,
est faite tout entière de dynamogénie, que celle-ci
soit demandée aux remèdes moraux ou aux remèdes physiques.

La neuropathologie — pour longtemps en deuil
de notre illustre Charcot — la neuropathologie,
plus qu'aucune autre peut-être des branches de la
médecine, vivant de préoccupations humorales
pathogéniques, vivant de cette idée que les troubles
de fonctions ne vont à rien moins qu'à pouvoir
engendrer des troubles d'organes, la neuropathologie, vivant de cette croyance, qu'il n'y a vraiment
pas de maladies du système nerveux mais des
troubles humoraux dynamiques, puis statiques,
fonctionnels et organiques, passagers ou durables,
superficiels ou profonds, se localisant sur tout ou
partie de l'axe cérébro-spinal, la neuropathologie

ne saurait trop compter avec le dynamisme. Songez,
Messieurs, dans cet ordre d'idées, en quelles sug-
gestions les doctrines inhibitoires de Brown-Séquard
ont mis les médecins soucieux de pathogénie et de
thérapeutique !

En retenant, Messieurs, votre attention sur les
tendances de la thérapeutique moderne à s'instruire,
à s'informer aux leçons des laboratoires, je veux
vous avertir que, pour vous, j'aurai toujours l'œil
ouvert sur l'horizon ; quel que soit le sujet que j'aie
à traiter devant vous, je m'inspirerai toujours de la
Médecine expérimentale. Partis de l'expérimenta-
tion, nous nous en reviendrons à la clinique ; passant
par le laboratoire pour entrer à l'hôpital, je vous y
apprendrai que c'est là, aujourd'hui comme hier, que
se rendent en dernier ressort les arrêts de la Thérapeutique, je vous y apprendrai que seuls les jugements rendus au lit du malade auront force de loi.

Pour la partie expérimentale et pharmacodyna-
mique de mon enseignement, pour les recherches
chimiques, pour les démonstrations, j'ai la bonne
fortune d'être assisté d'une phalange d'hommes
plus jeunes d'âge que de services, qui mettent à
la disposition du laboratoire de Thérapeutique et
Matière médicale de la Faculté, leur temps, leur
savoir, leur ardeur, leurs travaux. Avec mes élèves,
avec mes amis les docteurs Gilbert, Chassevant,
Girode, Queyrat, Thérèse, Claisse, tous connus de

vous, car tous ont déjà bien mérité de la science médicale, je vous convie, au laboratoire et à l'hôpital, à venir travailler et penser thérapeutiquement, pour le plus grand bien des malades, pour la meilleure renommée de l'Ecole de Paris, et, je le voudrais, pour l'honneur de cette chaire.

Paris. — Imp. L. MARETHEUX, 1, rue Cassette. — 2553.